LE CUIVRE ET LES SELS DE CUIVRE

SONT-ILS TOXIQUES ?

LES USTENSILES DE CUIVRE

SONT-ILS DANGEREUX ?

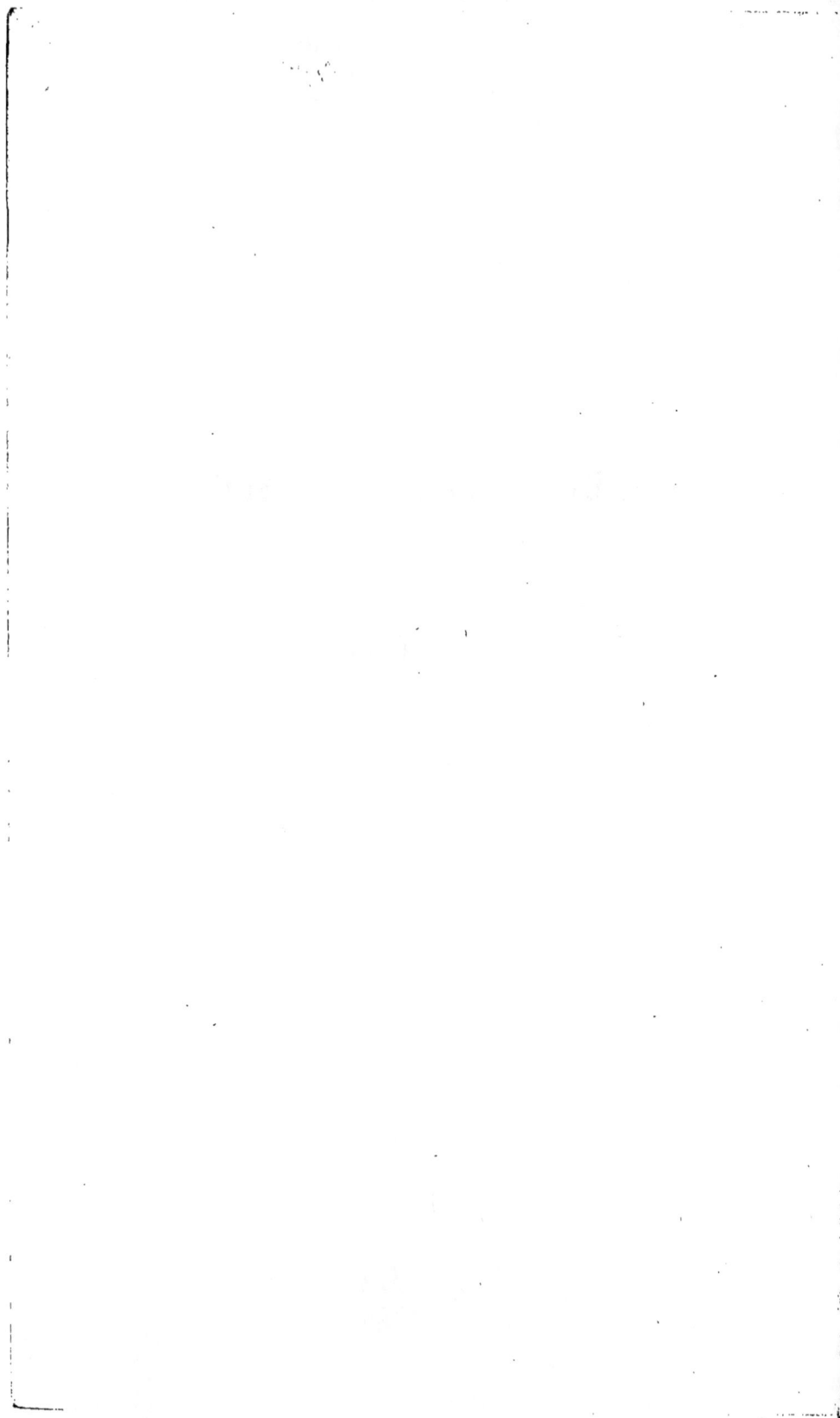

LE CUIVRE ET LES SELS DE CUIVRE

SONT-ILS TOXIQUES?

LES USTENSILES DE CUIVRE

SONT-ILS DANGEREUX?

Par M. A. CHEVALLIER

Pharmacien-chimiste, membre de l'Académie impériale de médecine, du Conseil
de salubrité, professeur à l'École de pharmacie, etc.

> L'air, l'eau, la chaleur, les acides forts, le
> vinaigre même (Proust), le vin (Elsler), l'eau
> salée, le sang des animaux (Vauquelin), etc.,
> l'attaquent avec une telle facilité que l'emploi
> journalier qu'on en fait pour la préparation des
> aliments et des médicaments n'est que trop
> souvent la source des accidents les plus graves.
>
> (MÉRAT et DELENS, *Dictionnaire universel
> de matière médicale*, t. II, p. 427.)

PARIS

TYPOGRAPHIE DE RENOU ET MAULDE,

RUE DE RIVOLI, 144.

1867

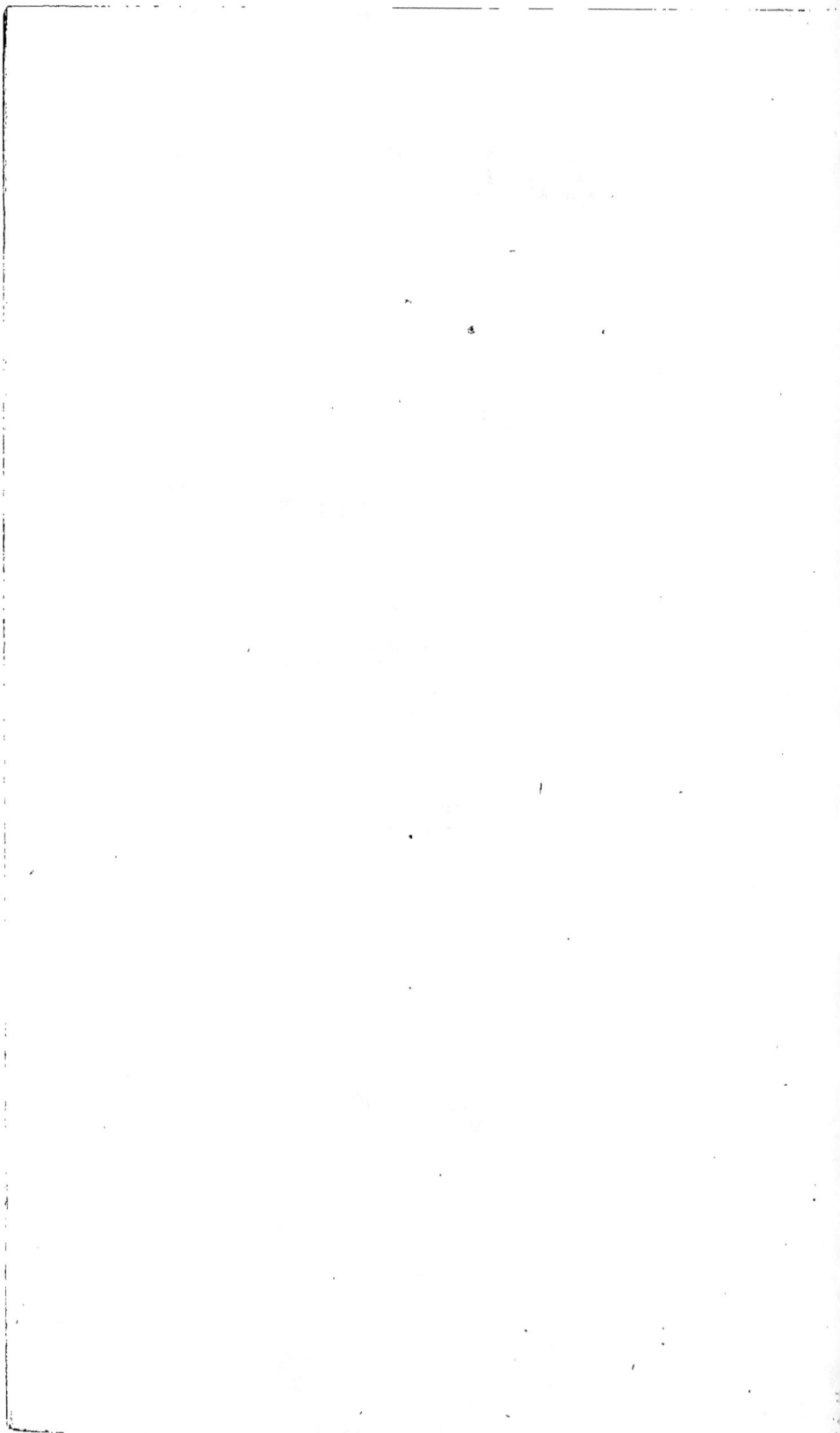

LE CUIVRE ET LES SELS DE CUIVRE

SONT-ILS TOXIQUES ?

LES USTENSILES DE CUIVRE SONT-ILS DANGEREUX ?

> L'air, l'eau, la chaleur, les acides forts, le
> vinaigre même (Proust), le vin (Elsler), l'eau
> salée, le sang des animaux (Vauquelin), etc.,
> l'attaquent avec une telle facilité que l'emploi
> journalier qu'on en fait pour la préparation des
> aliments et des médicaments n'est que trop
> souvent la source des accidents les plus graves.
>
> (Mérat et Delens, *Dictionnaire universel*
> *de matière médicale*, t. II, p. 427.)

La question que nous allons traiter nous a été suggérée par la
demande d'une consultation qui nous a été faite, nous ne savons
dans quel but ; cette consultation devait être favorable à l'emploi des vases de cuivre. L'avis qu'on nous demandait étant contraire à tout ce que nous avons observé, et à tout ce qui a été constaté, nous nous sommes refusé à donner l'avis qu'on sollicitait, et nous avons, au contraire, pensé qu'il était utile de signaler les graves inconvénients qui peuvent résulter de l'emploi des ustensiles de cuivre, qui, dans diverses circonstances, a donné lieu à des accidents plus ou moins graves, quelquefois suivis de mort.

Un grand nombre d'auteurs ont écrit sur les dangers que présentait le cuivre ; quelques-uns ont sans doute exagéré ces dangers, ce qui n'était pas nécessaire, ces dangers étant réels.

Au nombre des auteurs qui se sont occupés de l'intoxication possible par l'usage des vases de cuivre, on doit citer : Amy, avocat au Parlement de Provence, qui, en 1752, publia un volume ayant pour titre : *Description des vaissseaux nécessaires dans les cuisines, sans danger pour l'eau et la préparation des aliments* (1).

---

(1) Amy est l'inventeur de la clarification de l'eau par les éponges,

Dans cet ouvrage, M. Amy établit à tort que les *confitures*, séchées et liquides, doivent être entachées de vert-de-gris; il dit que Delaplanche, démonstrateur de chimie, ne tolérait pas les vases en cuivre dans son laboratoire. Il indique des cas d'empoisonnement par les composés du cuivre.

Remer, dans son *Traité de police médicale*, dit que le cuivre se dissout non-seulement dans les acides, mais encore dans les alcalis, dans les huiles, dans beaucoup de sels, qu'il en est de même du laiton (le cuivre allié au zinc). Tout le monde connaît le danger de ces vases et l'on commence à en diminuer l'usage, surtout dans les provinces. D'ailleurs, pour éviter le danger que présentent les vases de cuivre, on n'y fait cuire que des substances qui ne sont pas acides, ou bien on les recouvre d'une couche d'étain ou de zinc (1).

Remer a vu, ce que j'ai observé dans quelques cas, que des vases étamés trop légèrement prenaient une couleur verte et qu'à la surface de l'étamage on constatait la présence d'une couche légère de vert-de-gris. Ce fait démontre qu'un étamage mal fait est une cause de danger et inspire une fausse sécurité. En effet, nous avons vu à plusieurs reprises, à la campagne et même à Paris, des vases étamés dont la couche d'étain avait si peu d'épaisseur que bientôt ces vases,

---

mode de faire qui depuis a été employé en 1837 par M. Fonvielle (Voir le rapport de l'Académie des sciences (*Annales d'hygiène* t. XXI, p. 224), puis proposé en Angleterre par M. Struckey (de Londres).

(1) Ce dernier mode de faire, le *zincage*, serait des plus dangereux; car on sait : 1° que le zinc est attaqué par un très-grand nombre de liquides; 2° que ce métal fut proposé, soit seul, soit allié à l'étain, pour la fabrication de vases culinaires, mais que les propositions faites par Malouin, qui, le premier, indiqua le zincage du fer ; par Hemerlin, qui présentait un alliage dans lequel entrait le zinc; par Doucet, par Chartier, par Delafolie, par Buschendorf (de Leipzig), etc., furent le sujet de judicieuses critiques. (Voir les *Annales de chimie*, t. LI, p. 44 et 47, sous le titre de *Recherches sur l'étamage du cuivre, la vaisselle d'étain et la poterie*.) Depuis cette époque, Vauquelin et Deyeux firent connaître dans le *Bulletin de la Faculté de médecine*, 1812, les dangers qui résulteraient de l'usage de vases en zinc. Enfin, en 1813, l'Académie des sciences fut chargée par MM. les ministres de l'intérieur et de la guerre, de donner son avis sur la salubrité des vases de zinc. Une commission composée de MM. Berthollet, Deyeux, Guyton-Morveau, Portal et Vauquelin fut chargée d'étudier la question, comme cela devait être. Le rapport fut défavorable, les vases de zinc pouvant être la cause d'accidents toxiques.

qui avaient servi à la cuisson des aliments, se recouvraient d'une couche de cuivre oxydé. Aussi l'étamage devrait-il être le sujet d'ordonnances sévères qui indiqueraient l'emploi de l'étain entièrement pur et exempt de plomb et de zinc; des punitions devraient être édictées contre ceux qui contreviendraient à ces injonctions. En effet, on sait que quelques-uns de ceux qui pratiquent l'étamage emploient des alliages d'étain riches en plomb, que d'autres font usage d'alliages d'étain et de zinc, ainsi que l'a démontré Bobierre, qui a constaté que des bains destinés à l'étamage étaient formés d'étain, 60.35; de plomb, 22.50; de zinc et de cuivre 17.15.

Ce savant, dans un travail qu'il a publié en 1860 et 1861, sous le titre d'*Études chimiques sur l'étamage des vases destinés aux usages alimentaires*, a fait connaître que l'examen qu'il a fait de dix-huit échantillons d'étamage lui a démontré que : 1° la dose d'étain employée par des étameurs de Nantes est le plus souvent très-faible; 2° que le plomb entre en proportions véritablement abusives dans la composition de certains alliages destinés aux usages alimentaires; 3° que le zinc employé par quelques étameurs dans le but, disent-ils, de favoriser l'adhérence de l'alliage au métal des vases de cuivre, soit pour obtenir une économie dans le prix de revient de l'opération, est une action blâmable.

M. Bobierre, rappelant les travaux de M. Schaueffele père sur l'action de divers liquides sur le zinc, fait connaître les essais qu'il a tentés sur les alliages d'étain, de plomb, de cuivre; les résultats qu'il a obtenus le portent à considérer ces alliages comme étant nuisibles à la santé.

De son excellent travail, notre collègue Bobierre a déduit les conclusions suivantes :

L'introduction du zinc dans l'étamage des vases destinés aux usages alimentaires a lieu fréquemment à Nantes. Cette pratique est préjudiciable à la santé publique et défendue par les règlements en vigueur (règlements qui devraient être modifiés et publiés à nouveau). Le plomb entre à doses souvent considérables dans l'étamage des vases alimentaires (1); l'administration peut faire cesser

---

(1) La substitution du plomb à l'étain n'est pas nouvelle. Voici ce que dit Mercier dans le tome V, page 10, de son *Tableau de Paris*, imprimé à Amsterdam en 1783 : « *Les étameurs ambulants suivent « bien peu les sages ordonnances qu'c n a publiées pour bannir le plomb,*

ces abus en appliquant à la confection de l'alliage des étameurs, des prescriptions prescrivant l'emploi de l'étain pur, et, si l'on tolérait le plomb, ne l'admettant qu'à un maximum de 10 pour 100.

Il n'est pas, selon nous, d'économie plus mal comprise que celle qui se traduit par quelques centimes dans l'application d'un étamage.

Les consommateurs auraient tout avantage, au double point de vue de l'intérêt et de l'hygiène, d'exiger l'emploi d'étain fin pour l'étamage des ustensiles de cuisine. Ce métal est, en effet, durable et salubre.

Nous n'adoptons pas la proposition faite par M. Bobierre, d'*admettre du plomb pour l'étamage*, par la raison que la proportion de 10 pour 100 imposée serait bientôt dépassée dans un but d'intérêt, et qu'il faudrait constamment faire faire des analyses. En effet, pourquoi faire entrer du plomb, *puisque l'on peut, quoi qu'on en ait dit, étamer avec l'étain pur ou avec un alliage dans lequel il n'entre pas un mélange toxique?* Exemple : l'étamage Biberel, qui dure plus longtemps que l'étamage ordinaire. On sait que cet étamage est le résultat de l'emploi d'un alliage composé de 6 parties d'étain et de 1 partie de fer.

L'alliage Biberel est plus résistant que l'étain; on peut l'appliquer en couches aussi épaisses qu'on le désire, et, par conséquent, prolonger sa durée.

Nous ne mentionnerons pas ici les étamages Budy, Richardson et Motle, ni l'étamage Gawilh, dans lequel on a fait entrer du nickel, du fer, du platine; mais nous dirons que Proust avait déjà fait connaître qu'on pouvait étamer avec un alliage composé de 1 livre d'étain, de 1 once $^1/_2$ de limaille de fer, de 1 dragme de platine, de 3 grains d'or et de 26 grains de mercure; mais l'opération était longue et difficile, et l'alliage d'un prix trop élevé.

Si nous n'adoptons pas l'opinion de Bobierre relativement à l'emploi d'un alliage formé de 90 parties d'étain et de 10 parties

« si dangereux dans l'usage de nos ustensiles de cuisine. Leur but
« principal est de soustraire l'étain pur qu'ils rencontrent dans leurs
« caravanes, et ils y substituent ce qu'ils appellent *de l'étoffe*, c'est-
« à-dire du plomb à peine amélioré par un peu d'étain. Ces Auver-
« gnats savent bien qu'ils volent; mais ils ne se doutent pas qu'ils
« empoisonnent leurs concitoyens. Toutes les casseroles des au-
« berges recèlent ce malheureux et grossier étamage. »

de plomb, nous sommes heureux de dire que ce chimiste a fait un travail qui a un haut intérêt d'utilité, et qu'il serait à désirer que, dans toutes les villes de France dans lesquelles il y a des pharmaciens chimistes, on fît l'analyse des alliages employés pour l'étamage. Les résultats de ces examens pourraient peut-être expliquer des indispositions, des maladies dont la nature n'est pas connue, et qui sont dues à l'emploi des vases culinaires dont on fait usage.

On voit que nous avons été entraîné un peu loin de notre sujet par les faits qui s'y rattachent et qui ont pour but de prévenir les dangers qui menacent la plus grande partie de la population; mais, pour prévenir ces dangers, il est d'une extrême nécessité : 1° que les vases de cuivre soient recouverts d'une couche d'étain pur assez épaisse, qui soit bien adhérente au cuivre; 2° que l'étamage soit renouvelé lorsqu'il éprouve un commencement d'usure ou d'altération.

Les dangers que présente le cuivre ont occupé non-seulement les médecins, mais les hommes du monde; Jean-Jacques Rousseau écrivait en juillet 1753 la lettre suivante à l'abbé Reynal, lettre qui fut alors insérée dans le journal *le Mercure de France*, dont cet abbé était le rédacteur :

« Juillet 1753.

« Je crois, Monsieur, que vous verrez avec plaisir l'extrait ci-joint d'une lettre de Stockholm, que la personne à qui elle est adressée me charge de vous prier d'insérer dans *le Mercure*. L'objet est de la dernière importance pour la vie des hommes; et, plus la négligence du public est grande à cet égard, plus les citoyens éclairés doivent redoubler de zèle et d'activité pour la vaincre.

« Tous les chimistes de l'Europe nous avertissent depuis longtemps des mortelles qualités du cuivre et des dangers auxquels on s'expose en faisant usage de ce pernicieux métal dans les batteries de cuisine. M. Rouelle, de l'Académie des sciences, est celui qui en a démontré le plus sensiblement les funestes effets et qui s'en est plaint avec le plus de véhémence. M. Thierri, docteur en médecine, a réuni, dans une savante thèse qu'il soutint en 1740, sous la présidence de M. Falconnet, une multitude de preuves capables d'effrayer tout homme raisonnable qui fait quelque cas de sa vie et de celle de ses concitoyens. Ces physiciens ont fait voir que le vert-de-gris, ou le cuivre dissous, est un poison violent dont l'effet est toujours accompagné de symptômes affreux; que la vapeur même de ce métal est dangereuse, puisque les ouvriers qui le travaillent sont sujets à diverses maladies mortelles ou habituelles; que toutes les mens-trues, les graisses, les sels et l'eau même dissolvent le cuivre et en font du vert-de-gris; que l'étamage le plus exact ne fait que dimi-nuer cette dissolution; que l'étain qu'on emploie dans cet étamage n'est pas lui-même exempt de danger, malgré l'usage indiscret qu'on a fait jusqu'à présent de ce métal, et que ce danger est plus grand ou moindre selon les différents étains qu'on emploie, en raison de l'arsenic qui entre dans leur composition, ou du plomb qui entre dans leur alliage (1); que, même en supposant à l'étamage une pré-caution suffisante, c'est une imprudence impardonnable de faire dépendre la vie et la santé des hommes d'une lame d'étain très-déliée, qui s'use très-promptement (2), et de l'exactitude des do-mestiques et des cuisinières, qui regrettent ordinairement de faire usage des vaisseaux récemment étamés, à cause du mauvais goût que donnent les matières employées à l'étamage.

« Ils ont fait voir combien d'accidents affreux produits par le cuivre sont attribués tous les jours à de causes toutes différentes; ils ont prouvé qu'une multitude de gens périssent, et qu'un plus grand nombre encore sont attaqués de mille différentes maladies par l'usage de ce métal dans nos cuisines et dans nos fontaines, sans se douter eux-mêmes de la véritable cause de leurs maux.

« Cependant, quoique la manufacture d'ustensiles de fer battu et de cuivre étamé, qui est établie au faubourg Saint-Antoine, offre des moyens faciles de substituer dans les cuisines une batterie moins dispendieuse, aussi commode que celle de cuivre et parfaitement saine, au moins quant au métal principal, l'indolence ordinaire

---

(1) Que le plomb dissous soit un poison, les accidents funestes que causent tous les jours les vins falsifiées avec de la litharge ne le prouvent que trop. Ainsi, pour employer ce métal avec sûreté, il est important de bien connaître les dissolvants qui l'attaquent.

(2) Il est aisé de démontrer que, de quelque manière qu'on s'y prenne, on ne saurait, dans les usages des vaisseaux de cuisine, s'as-surer pour un seul jour de l'étamage le plus solide; car, comme l'étain entre en fusion à un degré de feu fort inférieur à celui de la graisse bouillante, toutes les fois qu'un cuisinier fait roussir du beurre, il ne lui est pas possible de garantir de la fusion quelque partie de l'étamage, ni, par conséquent, le ragoût, du contact du cuivre.

aux hommes sur les choses qui leur sont véritablement utiles et les petites maximes que la paresse invente sur les usages, surtout quand ils sont mauvais, n'ont encore laissé que peu de progrès aux sages avis des chimistes et n'ont proscrit le cuivre que de peu de cuisines.

« La répugnance des cuisiniers à employer d'autres vaisseaux que ceux qu'ils connaissent est un obstacle dont on ne sent toute la force que quand on connaît la paresse et la gourmandise des maîtres.

« Chacun sait que la société abonde en gens qui préfèrent l'indolence au repos et le plaisir au bonheur; mais on a bien de la peine à concevoir qu'il y en ait qui aiment mieux s'exposer à périr, eux et toute leur famille, dans des tourments affreux, qu'à manger un ragoût brûlé.

« Il faut raisonner avec le sage et jamais avec le public. Il y a longtemps qu'on a comparé la multitude à un troupeau de moutons; il lui faut des exemples, au lieu de raisons, car chacun craint beaucoup plus d'être ridicule que d'être fort ou méchant. D'ailleurs, dans toutes les choses qui concernent l'intérêt commun, presque tous, jugeant d'après leurs propres maximes, s'attachent moins à examiner la·force des preuves qu'à pénétrer les motifs secrets de celui qui les propose. Par exemple, beaucoup d'honnêtes lecteurs soupçonneraient volontiers qu'avec de l'argent, le chef de la fabrique de fer battu ou l'auteur des fontaines domestiques excitent mon zèle dans cette occasion, défiance assez naturelle dans un siècle de charlatanisme où les plus grands fripons ont toujours l'intérêt public dans la bouche. L'exemple en est ceci : plus persuasif que le raisonnement, parce que, la même défiance ayant vraisemblablement dû naître aussi dans l'esprit des autres, on est porté à croire que ceux qu'elle n'a point empêchés d'adopter ce que l'on propose ont trouvé pour cela des raisons décisives. Aussi, au lieu de m'arrêter à montrer combien il est absurde, même dans le doute, de laisser dans la cuisine des ustensiles suspects de poison, il vaut mieux dire que M. Duverney vient d'ordonner une batterie de fer pour l'École militaire, que M. le prince de Conti a banni tout le cuivre de la sienne; que M. le duc de Duras, ambassadeur en Espagne, en a fait autant, et que son cuisinier, qu'il consulta là-dessus, lui dit nettement que tous ceux de son métier qui ne s'accommodaient pas de la batterie de fer tout aussi bien

que de celle de cuivre étaient des ignorants ou des gens de mau-
vaise volonté. Plusieurs particuliers ont suivi cet exemple, que les
personnes éclairées qui m'ont remis l'extrait ci-joint ont donné depuis longtemps, sans que leur table se ressente le moins du monde
de ce changement, que par la confiance avec laquelle on peut
manger d'excellents ragoûts très-bien préparés dans des vaisseaux
de fer.

« Mais que peut-on mettre sous les yeux du public de plus frap-
pant que cet extrait même?

« S'il y avait au monde une nation qui dût s'opposer à l'expul-
sion du cuivre, c'est certainement la Suède, dont les mines de ce
métal font la principale richesse, et dont les peuples en général
idolâtrent leurs anciens usages. C'est pourtant ce royaume, si riche
en cuivre, qui donne l'exemple aux autres d'ôter à ce métal tous
les emplois qui le rendent dangereux et qui intéressent la vie des
citoyens; ce sont ces peuples, si attachés à leurs vieilles pratiques,
qui renoncent sans peine à une multitude de commodités qu'ils re-
tireraient de leurs mines, dès que la raison et l'autorité des sages
leur montrent le risque que l'usage indiscret de ce métal leur fait
courir (1).

« Je voudrais pouvoir espérer qu'un si salutaire exemple sera
suivi dans le reste de l'Europe, où l'on ne doit pas avoir la même
répugnance à proscrire, au moins dans les cuisines, un métal qu'on
tire du dehors. Je voudrais que des avertissements publics des phi-
losophes et des gens de lettres réveillassent les peuples sur les dangers de toute espèce auxquels leur imprudence les expose, et rap-
pelassent plus souvent à tous les souverains que le soin de la
conservation des hommes n'est pas seulement leur premier devoir,
mais aussi leur plus grand intérêt.

« Je suis, etc. »

Nous avons dit au commencement de cette note que, dans le travail qu'on nous demandait, on nous imposait pour ainsi dire une
opinion favorable à l'appui de la demande qui nous était faite; on

---

(1) On sait que c'est sous le règne de la reine Christine que le
cuivre fut proscrit des usages culinaires, et qu'une statue fut élevée
au professeur Schoffer, qui avait été le promoteur de cette exclu-
sion.

nous remit alors le document que nous allons faire connaître, document qui a été imprimé dans le journal *Casper's Vierteljahrschrift*, dans le *Répertoire de pharmacie* et dans le *Journal de pharmacie* publié par la Société de pharmacie d'Anvers, 1838, t. XIV, p. 387. Ce document a pour titre : *Le cuivre n'est pas un poison et les ustensiles de cuivre ne sont pas dangereux.*

« Bien que les physiologistes et les chimistes aient démontré
« nombre de fois que le cuivre se retrouve dans diverses parties du
« corps des animaux domestiques et de l'homme, et que nous le
« fassions entrer journellement dans les combinaisons les plus va-
« riées avec les aliments les plus divers, sans qu'il se produise des
« symptômes d'empoisonnement (1); bien que plusieurs patholo-
« gistes aient fait valoir des expériences dans lesquelles l'emploi du
« cuivre comme médicament, à doses souvent élevées, n'a pas
« amené de symptômes d'empoisonnement, cependant c'est une opi-
« nion généralement répandue que le cuivre est vénéneux. »

Outre les médecins qui ont mis cette opinion en doute, Rademacher l'avait déjà traitée de fable :

« Cela fait vraiment peu d'honneur aux professeurs de médecine,
« dit-il, d'avoir tenu si longtemps ce mensonge pour vérité, lors-
« qu'il leur était si facile de refaire l'expérience par eux-mêmes, et
• que cela leur eût coûté si peu de peine. »

Le docteur Toussaint a fait à ce sujet de nombreuses expériences à Kœnigsberg, en Prusse, tant sur lui-même que sur les malades (2) des hôpitaux et dans un gros mémoire où se trouvent les détails les plus complets : il en communique les résultats, qui contiennent ce que nous avancions plus haut. De ces expériences intéressantes et importantes au plus haut point, il résulte :

1° Que le cuivre pur, l'oxyde noir de cuivre et le sulfure de cuivre ne peuvent entraîner aucun trouble dans la santé, non plus que le chlorhydrate de cuivre ammoniacal à la dose de 20 gouttes dans la liqueur de Kœchlin (3) ;

(1) Les faits démontrent le contraire.   A. C.
(2) *Annales d'hygiène*, 1861, t. XV, p. 437.
(3) Nous n'approuvons pas les expériences faites par le docteur Toussaint sur les malades des hôpitaux. En effet, l'Administration confie des malades à un médecin pour les guérir et non pour les faire servir à des expérimentations qui, dans divers cas, ne sont pas toujours exemptes de danger.

2° Que le sulfate de cuivre ammoniacal à la dose de 7 grammes, l'iodure de cuivre à celle de 8, le phosphate de cuivre à celle de 10, le carbonate de cuivre à celle de 14, l'acétate de cuivre à celle de 14, causent d'abord des vomissements, mais qu'on peut cependant en administrer des quantités bien plus considérables par jour à doses fractionnées, sans qu'il se produise d'accident;

3° Que la nourriture que l'on donne en même temps n'a aucune influence sur l'action de ces médicaments;

4° Que les sels de cuivre, ceux qui sont solubles comme ceux qui ne le sont pas, ne se retrouvent pas dans l'urine (1);

5° Que l'on ne rencontre point ces symptômes indiqués dans tous les livres, comme se manifestant à la suite d'un long usage des préparations de cuivre : cercle bleu au-dessous des yeux, sensation douloureuse à la pression du ventre, vomissements fréquents, mouvement fébrile marqué.

On est encore loin d'être fixé sur ceci : Y a-t-il empoisonnement chronique par le cuivre? Y a-t-il colique de cuivre? Les auteurs anglais et français ont décrit ces maladies, et ces bons Allemands ont reproduit les descriptions sur la foi des étrangers? Les médecins qui ne vont point prendre les faits dans les livres, mais qui s'appuient sur l'expérience d'une longue pratique, ne connaissent ni empoisonnement chronique par le cuivre, ni colique de cuivre; ils soutiennent, au contraire, que tous les ouvriers qui travaillent le cuivre se distinguent des autres ouvriers par leur bon état de santé. Ainsi Rademacher, Burg, Audouard, de Pietra Santa, et Toussaint sont pour cette opinion (2).

Lorsqu'apparaissent réellement chez les ouvriers qui travaillent

(1) Ce fait n'est pas démontré. En effet, Kramer, professeur de chimie à Milan, s'exprime ainsi dans le *Giornale dell' instituto Lombardo*, 1844 :

« Le cuivre se rencontre aussi dans les urines normales en quan-
« tité très-minime, et semble provenir des vases de cuivre qu'on
« emploie dans l'économie domestique, etc. »

Kramer suppose qu'on doit le rencontrer dans le sang. MM. Guichard et Léon Duriez ont constaté sa présence dans le foie de malades cholériques qu'on avait traité par un sel de cuivre, d'après la méthode de Burq. Nous l'avions trouvé, M. Bussy et moi, dans le foie d'un homme empoisonné par le cuivre et par l'arsenic.

(*Aff. de Vendôme.*)

(2) Tous les savants n'admettent pas cette opinion. Nous avons là une excellente observation du professeur Oppolzer (de Vienne) sur

au cuivre les symptômes que l'on a d'ordinaire décrits jusqu'ici comme produits par le cuivre, ce sont seulement d'après Toussaint : 1° des maladies du foie; 2° des maladies d'intestins à la suite d'irritation mécanique, qui se présentent également chez les ouvriers des autres états; 3° des symptômes morbides causés par les métaux qui sont souvent mêlés au cuivre : le plomb, le zinc, l'arsenic.

En considérant la nature métallique du cuivre et son poids spécifique élevé, on ne peut contester que, dans certains cas, non dans tous, où il avait été administré à une dose relativement élevée, il n'ait pas causé la mort; mais nous nions complétement qu'il puisse troubler la santé et causer parfois un affaiblissement persistant, comme le sublimé, l'arsenic. On peut donc affirmer avec raison que « le cuivre n'est pas un poison. »

Au sujet de l'innocuité des ustensiles en cuivre, question d'autant plus importante que, si l'on peut se passer de ces ustensiles dans les ménages, ils sont indispensables dans les grands établissements de pâtisserie et pour la cuisson du maïs, dans la distillation de la bière et de l'eau-de-vie, Toussaint fait d'abord ces remarques historiques que, depuis l'époque la plus reculée jusqu'à nos jours, on paraît avoir eu peu d'appréhension pour les ustensiles de cuisine en cuivre; que, pour la première fois dans le siècle précédent, on chercha a démontrer cette action, et qu'on a écrit jusqu'à nos jours sur ce sujet; le plus ancien ouvrage paraissant être de Schulze (1722) et le plus récent de Henschl (1852) ; mais déjà, en 1754, Eller, s'appuyant sur des expériences chimiques, avait démontré l'innocuité des ustensiles de cuisine en cuivre. Toussaint a fait de plus par lui-même diverses recherches et expériences qu'il donne également dans tous leurs détails; il en ressort ceci :

1° Qu'on peut faire cuire pendant un temps fort long des aliments dans un ustensile de cuisine en cuivre, sans préjudice pour la santé, pourvu qu'on vide cet ustensile sitôt après la cuisson;

2° Que le vinaigre et les autres acides végétaux détruisent et dissolvent le cuivre pendant la cuisson, ainsi que le sel de cuisine, mais en quantité si faible qu'il n'en peut résulter de troubles dans la santé;

---

un empoisonnement chronique par le cuivre, dont a été atteint une charbonnière. (Voir le *Journal de chimie médicale*, 1861, p. 76.)

3° Que l'eau, le lait, la bière, le café, la graisse pure peuvent se refroidir dans des vaisseaux de cuivre sans les attaquer (1);

4° Qu'au contraire, les aliments qui contiennent des acides, en se refroidissant dans des vaisseaux de cuivre, détruisent ce métal en grande quantité, amènent des symptômes d'empoisonnement; mais, d'après lui, ne causent jamais la mort. Le nerf vague fournit alors un préservatif certain; des vomissements ont lieu; aussitôt que les aliments renferment une dose trop considérable de sels de cuivre, il y a alors empêchement naturel à l'absorption d'une quantité plus grande de nourriture.

D'après cela, les moyens préservatifs à prendre contre les ustensiles de cuivre consistent donc dans les précautions suivantes : 1° les fabriquer avec du cuivre pur et qui ne soit allié ni au plomb, ni à l'arsenic; 2° ne s'en servir que quand ils sont propres et polis; 3° ne point les employer pour faire cuire des aliments contenant des acides, et ne point laisser les aliments se refroidir dans les ustensiles fabriqués avec ce métal (2).

Comme conclusion à son mémoire, Toussaint soumet à une critique sévère les cas d'empoisonnement par le cuivre, donnés par les auteurs, pour faire voir avec quelle facilité et quelle légèreté on a rangé sous ce titre les observations. Ceux qui laissent le plus de prise à la critique sont les cas donnés depuis 1862 comme prototype d'empoisonnement de Drouard, ainsi que les cas cités d'après un professeur connu à Vienne et s'appuyant non sur des expériences chimiques, mais sur ses convictions rapportées d'après les journaux et les on-dit. Comme on se fût moqué de l'historien, remarque Toussaint, qui eût voulu écrire l'histoire d'après les journaux (3).

Maintenant que nous avons reproduit l'article de M. Toussaint,

---

(1) Il ne faut, pour démontrer qu'il y a erreur dans cette assertion, qu'examiner les flambeaux en cuivre dans lesquels on a placé des bougies ou des chandelles.

(2) Toutes ces conditions équivalent à ne point faire usage des vases de cuivre. En effet, un grand nombre de nos aliments contiennent des acides. De plus, il faut se tenir en garde sur les soins que prendraient les domestiques qui font usage de ces vases.

(3) A dose élevée, les composés de cuivre empoisonnent; le nier, serait une grande erreur. A dose altérante, ils ne sont pas dangereux. L'effet d'une dose ne s'ajoute pas, comme pour le plomb, qui est un métal *traître*, à l'effet d'une autre dose.

voyons quels sont les faits qu'on peut mettre en regard, afin de voir quelles sont les conclusions qu'on peut en tirer, et si l'on doit tenir compte des observations publiées à diverses époques, observations qui font connaitre quelle est l'action du cuivre et des vases de cuivre.

EMPOISONNEMENT PAR DE L'EAU DE FLEURS D'ORANGER CONTENANT DU CUIVRE.

Nous ne pourrions dire quel est le praticien qui, le premier, s'est aperçu que l'eau distillée de fleurs d'oranger tenait en dissolution un sel de cuivre; mais ce n'est que par les soins et la persistance des professeurs de l'École supérieure de pharmacie de Paris que les eaux de ce nom qui nous viennent du midi de la France ne contiennent plus, sauf quelques rares exceptions, des sels de cuivre, de plomb.

Le fait suivant date de 1809, *Bulletin de pharmacie*, t. I, p. 427 :

Mme B...., demeurant rue de Grammont, à Paris, prit, par le conseil de son médecin, de l'eau de fleur d'oranger pour dissiper une légère affection spasmodique. Une heure après, au lieu d'éprouver du soulagement, Mme B... éprouva tous les symptômes d'un empoisonnement. Un pharmacien, qui fut chargé d'examiner l'eau, y constata la présence d'une quantité assez grande de cuivre. Le commissaire de police, averti de ce fait, prit les informations convenables et s'assura que la malveillance n'avait aucune part à cet accident.

Le Conseil de salubrité, appelé à faire un nouvel examen de cette eau, constata qu'elle contenait une quantité d'acétate de cuivre qu'on pouvait évaluer à 15 centigrammes (3 grains environ) par litre (1).

Ce fait démontre que l'acétate de cuivre à petite dose peut donner lieu à des accidents d'une certaine gravité.

---

(1) Les sels de cuivre, de zinc, de plomb, et de fer, dont la présence a été constatée dans les eaux de fleurs d'oranger provenaient : le cuivre, des estagnons non ou mal étamés; les sels de plomb, d'estagnons étamés avec un alliage contenant beaucoup de plomb et pas d'étain, ou bien de soudures et réparations; les sels de zinc, d'estagnons confectionnés avec ce métal; les sels de fer, d'estagnons en fer-blanc.

M. Mouvenon, pharmacien, a reconnu que, dans la préparation de l'eau de laurier-cerise, il y avait eu production de cyanure de cuivre, l'alambic étant mal étamé.

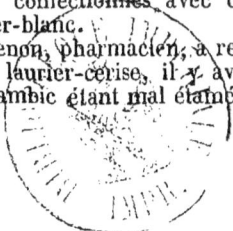

Il faut cependant dire que nous avons trouvé des hommes qui admettent l'opinion de M. Toussaint. Nous allons en donner un exemple :

En 1844, le Conseil de salubrité ayant pris des mesures pour que les eaux distillées apportées du midi de la France à Paris fussent exemptes de sels de cuivre et de plomb, cette mesure contraria plusieurs fabricants; l'un d'eux m'écrivait au sujet d'eaux distillées qui lui appartenaient et qui avaient été saisies, parce qu'elles contenaient des sels métalliques : Je dois vous certifier, Monsieur, que si cette eau de fleur d'oranger qui se colore par l'épreuve (bien entendu sans vice dans sa nature) devait nuire à la santé, depuis qu'il s'en fabrique, bien des populations auraient disparu, et, à mon particulier, par un seul exemple qui m'intéresse de près (toute ma famille), un seul membre n'existerait plus; car journellement l'habitude est de prendre, le matin, un quart de verre ordinaire d'eau de fleurs d'oranger bien sucrée, tenue en estagnon à l'étamage ancien ordinaire, pour mieux la conserver dans sa suavité et éviter de la perte, et qu'en faisant l'épreuve, elle se colore. Eh bien! je vous prie de croire et être bien persuadé que cette eau nous a toujours servi d'*appétissant*, ayant la satisfaction de voir régner la meilleure santé dans ma famille, et cela, en suivant l'usage et l'habitude de mes aïeux de longue existence, s'y trouvant des centenaires; de plus, en considérant que, dans la reconnaissance de la salubrité, pour contribuer à la santé, ces eaux minérales sont fort salubres, on pourrait donc en conclure que les eaux de fleurs d'oranger (en vraie qualité), ayant une dissolution de plomb, *pourraient être considérées comme eaux minérales et salubres*, la base de l'eau de fleurs d'oranger ne pouvant qu'en augmenter le mérite. Cependant, loin de blâmer, j'approuve qu'on ne saurait trop se conformer à de nouvelles et sages précautions, pour ne laisser aucun doute dans l'opinion.

EMPOISONNEMENT PAR DES ALIMENTS CONTENANT DES PRÉPARATIONS CUIVREUSES.

En 1825 (1), un charcutier ayant fourni à l'administration de l'École polytechnique des comestibles préparés chez lui, beaucoup

(1) *Annales d'hygiène*, t. VIII, p. 439.

d'élèves éprouvèrent des symptômes graves qui nécessitèrent le secours des hommes de l'art.

L'analyse des matières qui avaient causé les accidents, faite par
MM. Thenard et Dumas, démontra dans ces aliments la présence des
sels de cuivre. (*Journal de chimie médicale.*)

Dans la même année, M. Dubrunfaut, professeur de chimie à
l'École de commerce de Paris, nous adressait la relation d'un cas
d'empoisonnement causé par des sels de cuivre qui se trouvaient
dans de la viande prise chez un charcutier. L'auteur terminait ainsi
sa communication : « La viande empoisonnée qui a suffi pour in-
« disposer gravement sept personnes pesait tout au plus 750 gr.
« (1 livre $^1/_2$). » (*Journal de chimie médicale.*)

EMPOISONNEMENT PAR DE L'OSEILLE CUITE DANS DU CUIVRE.

Dans la séance de l'Académie de médecine du 24 avril 1838,
M. Planche lut une note sur la présence d'un produit cuivreux dans
de l'oseille qui avait été cuite dans un vase de cuivre. Ce savant,
après avoir fait connaître que *deux fois il avait été, pour ainsi dire,
empoisonné*, a émis ensuite une opinion qui se rapproche de celle de
M. Toussaint; car. il disait qu'une troisième fois, ayant mangé de
l'oseille cuite dans du cuivre et qui contenait 1 grain $^1/_5$ de ce métal (sans doute salifié), il n'éprouva, non plus que d'autres personnes qui en mangèrent, d'accidents; il en conclut, ce qui, selon
nous, n'est pas exact (1), que l'oseille contenant un sel de ce métal
n'est pas nuisible, oubliant sans doute *que deux fois il avait été,
pour ainsi dire, empoisonné;* il établit que les sels de cuivre sont
modifiés par le contact des matières organiques.

Cette opinion, comme on le pense bien, fut contestée. Nous ver-
rons plus tard, par d'autres faits, que la modification n'est pas telle
qu'elle puisse préserver des accidents. (*Journal de chimie médicale.*)

---

(1) Ce qui semble infirmer l'opinion de M. Planche, c'est le fait
suivant, qui date de 1842 :

« Le juge de paix de Montfort-l'Amaury (Seine-et-Oise) vient de
succomber à un empoisonnement causé par de l'oseille qui avait
séjourné dans un vase de cuivre non étamé. Trois autres personnes
qui avaient mangé de cette oseille ont été très-malades; elles sont
maintenant hors de danger. » (*Journal de chimie médicale*, 1842,
p. 868.)

EMPOISONNEMENT PAR DU RAISINÉ CONTENANT UN SEL DE CUIVRE.

Nous devons la connaissance de ce fait à M. Bonjean, pharmacien à Chambéry.

Dans la soirée du 11 octobre 1840, les deux fils de M. B..., négociant à Chambéry, âgés l'un de vingt, l'autre de quatorze ans, sa fille âgée de vingt ans, enfin sa domestique, mangèrent d'un gâteau sur lequel on avait étendu du raisiné, entre onze heures et minuit. Ces quatre personnes se sentirent incommodées. Mlle B... et sa domestique éprouvaient des maux de tête qui devenaient de plus en plus insupportables, un sentiment de constriction à la gorge, des envies de vomir et des coliques assez fortes suivies d'un abattement général.

De leur côté, les deux fils étaient tourmentés par des coliques atroces, des douleurs assez vives se faisaient sentir dans la bouche et dans le pharynx avec une forte constriction à la gorge qui était plus persistante que chez les deux femmes. La soif était intense, la respiration gênée, le pouls irrégulier et accéléré, enfin ils éprouvaient un refroidissement aux extrémités et les membres étaient en proie à des mouvements convulsifs.

Au bout de quelques heures, ces symptômes diminuèrent insensiblement, et le surlendemain les quatre malades étaient à peu près rétablis. Les deux fils sont restés pendant vingt-quatre heures sous l'influence d'une violente céphalalgie et dans un accablement général.

Aucun médecin ne fut appelé, et on ne leur administra que de l'eau sucrée tiède avec un peu d'élixir de la Grande-Chartreuse. Quelques vomissements eurent lieu chez Mlle B..., chez sa domestique, et chez le fils aîné, ce qui améliora leur position. Le fils cadet, qui ne put vomir, fut tourmenté par un crachotement et par de fréquentes évacuations.

Le raisiné fut examiné par M. Bonjean, qui reconnut dans cet aliment la présence d'un sel de cuivre qu'il déclara être soit de l'acétate, soit du sous-acétate.

Des recherches faites firent connaître que le raisiné avait été apporté et colporté dans la ville par un homme de la campagne. Trois autres familles que celle de M. B..., qui en avaient acheté et qui en avaient fait usage, avaient été plus ou moins malades.

Il est probable que ce raisiné avait été préparé dans un vase en cuivre en mauvais état ou qui n'était pas dans un état de netteté convenable.

EMPOISONNEMENT PAR DU VIN QUI ÉTAIT RESTÉ EN CONTACT
AVEC UN VASE DE CUIVRE.

Le *Journal de Reims* nous a fait connaître en 1841 les faits que nous allons rapporter et qui se sont passés à Avenay.

On sait que les vignerons ont généralement l'habitude de placer un vase en cuivre (une petite casserole, au-dessous du tonneau qui est en consommation dans leur cave et de tirer le vin dans ce vase, qui n'est pas toujours dans un état de propreté tel qu'il puisse y avoir sécurité. Cette négligence peut avoir de funestes conséquences.

Un jeune homme d'Avenay allait monter dans la diligence de Reims. Avant de partir, il demanda à son père le *coup de l'étrier*. Celui-ci, pour faire fête à son fils, fut le prendre à un tonneau de vieux vin où il ne puisait que dans les grandes occasions; mais à peine le jeune homme eut-il bu ce verre de vin qu'il fut pris d'atroces douleurs dans les organes digestifs; il était empoisonné. Heureusement, la quantité du toxique était telle que les vomissements qu'il provoqua immédiatement furent si violents que le poison fut presque entièrement rejeté. Le lait qu'il but ensuite avec abondance le débarrassa du reste, et le danger fut conjuré.

La présence d'un sel de cuivre, mais en petite quantité, dans les vins, n'est pas aussi rare qu'on pourrait le croire; mais nous ne partageons pas l'opinion de M. Peretti, qui prétend que ce métal provient du sol. Les expériences que nous avons faites sur des vins du midi de la France nous ont démontré que de ces vins contenaient du cuivre, que d'autres n'en contenaient pas, quoique préparés dans la même localité. Nous attribuons la présence des sels de ce métal dans ces liquides aux ustensiles, pompes, robinets, vases divers en cuivre employés dans les chais où l'on travaille les vins.

EMPOISONNEMENT PAR DES ALIMENTS AYANT SÉJOURNÉ DANS UN VASE
EN CUIVRE.

En 1843, la dame Thierry, blanchisseuse, rue du Faubourg-Saint-Antoine, 280 bis, avait laissé pendant quelques heures des aliments dans une casserole en cuivre, en attendant son fils, âgé de dix-sept ans, qui rentra vers dix heures. L'un et l'autre se mirent à souper, et, le repas fini, ils se couchèrent. Bientôt après, ils ressentirent des symptômes d'empoisonnement; le mal fit des progrès si rapides que le fils mourut dans des convulsions, et l'on fut obligé de porter à l'hôpital Sainte-Eugénie la femme Thierry, qui était des plus gravement atteinte.

Ce fait grave, que nous n'avons connu que plus tard, nous a porté à nous demander si des accidents d'une telle gravité ne seraient pas dus à ce que la casserole était en cuivre arsenical. En effet, déjà nous avions vu qu'une cannelle en cuivre arsenical, adaptée à un tonneau où l'on tirait journellement du vin, fournissait des *égouttures* dans lesquelles la présence du cuivre et de l'arsenic ont été constatés.

Dans la même année, à Roubaix, la famille du sieur Mescart : père, mère, trois enfants et trois pensionnaires, furent pris soudainement de douleurs, de convulsions violentes, pour avoir mangé des aliments qui étaient restés en contact avec un ustensile de cuivre non étamé.

EMPOISONNEMENT PAR UN POTAGE AU TAPIOCA, PRÉPARÉ DANS UN VASE DE CUIVRE MAL NETTOYÉ.

En 1846, un riche propriétaire avait réuni plusieurs de ses amis, qui, tout dispos, se préparaient à faire honneur à un dîner qui leur était offert, lorsqu'ils se trouvèrent presque au même moment pris de douleurs affreuses, de coliques d'estomac, de maux de cœur, de vomissements.

Des secours donnés à temps purent conjurer les accidents, qui avaient plus ou moins de gravité.

EMPOISONNEMENT PAR LE CHOCOLAT AYANT SÉJOURNÉ DANS UN VASE DE CUIVRE.

En 1849, M. X..., capitaine au 64mᵒ de ligne, depuis peu à Blois, près de sa famille, prit du chocolat, préparé la veille et que l'on avait laissé séjourner dans une casserole de cuivre. Après le déjeuner, M. X..., sa femme et sa fille éprouvèrent de violentes coliques accompagnées de vomissements, qui, dit-on, décelaient un empoisonnement par le cuivre. Mlle X... succomba, sa mère la suivit bientôt, M. X. lui-même était dans le plus grand danger.

Ce fait nous a paru si grave que l'on est en droit de se demander si ce sont les sels de cuivre qui ont causé ces funestes malheurs. Nous n'avons pu obtenir de renseignements et savoir si le parquet avait fait faire une enquête sur un fait d'une telle gravité. Peut-on attribuer ces accidents à un cas particulier d'idiosyncrasie, ou à ce que le vase de cuivre contenait de l'arsenic?

EMPOISONNEMENT PAR DES ALIMENTS PRÉPARÉS DANS DES VASES DE CUIVRE.

En Belgique, la Chambre du conseil du tribunal de première instance de Bruges, par ordonnance du 30 novembre 1849, renvoyait le nommé Joseph Casper, cuisinier au séminaire épiscopal de Bruges, traduit devant le tribunal correctionnel sous l'inculpation d'homicide par imprudence, pour avoir, à diverses reprises, et spécialement la veille des vacances de Pâques, au souper, servi des aliments préparés dans des vases de cuivre et causé la mort de MM. Edouard Markey, de Loo, Charles de Leu, de Morstède, Désiré Boudart, d'Ouvelg'hem, et des indispositions graves à environ quatre-vingts élèves du séminaire.

ACCIDENTS DÉTERMINÉS PAR UN SEL DE CUIVRE.

Quelques accidents ayant été déterminés par la pâte de guimauve vendue par un confiseur de Paris, M. le professeur Bussy, qui fut chargé de faire une visite chez le confiseur, reconnut, par des essais chimiques, que cette pâte contenait du sulfate de cuivre (du vitriol bleu).

Le confiseur s'excusa en prétendant que la présence de ce sel provenait d'une erreur; mais il est probable que ce sel avait été employé pour *azurer la pâte* et lui donner une plus belle apparence.

Ce n'est pas la première fois que le sulfate de cuivre avait été introduit dans cette préparation médicamenteuse. En effet, M. Alary, pharmacien à Valenciennes, constata la présence du sulfate de cuivre dans une pâte préparée chez un confiseur de Douai, pâte qui, prise à la dose de 6 grammes, avait déterminé des nausées et des coliques.

EMPOISONNEMENT PAR LES DÉBRIS D'UNE PIÈCE MONTÉE.

On a donné le nom de *pièces montées* à des pastillages confectionnés en carton et avec des pâtes d'amidon et de sucre colorées qu'on employait autrefois comme ornements dans les desserts.

En 1851, une dame avait fait jeter à la borne les débris d'un diner, débris parmi lesquels se trouvait un petit temple en carton et pâte amidonnée sucrée. Un chiffonnier, qui l'avait ramassé, le donna à des enfants, qui, ayant mangé de la pâte, éprouvèrent presque immédiatement des coliques, puis des vomissements.

Le commissaire de police du quartier Poissonnière, appelé, fit examiner ces débris; on reconnut que la pâte amidonnée, sucrée, qui avait donné lieu à des accidents, était colorée par des préparations cuivreuses.

EMPOISONNEMENT PAR DU POTAGE FROID CONSERVÉ DANS UNE BASSINE DE CUIVRE.

En 1853, M. S..., ferblantier, fut pris, après son déjeuner, de coliques et de vomissements. Ses parents, effrayés de sa maladie, le firent transporter à l'hôpital le plus voisin; les médecins reconnurent les symptômes de l'empoisonnement par le vert-de-gris.

Interrogé sur les causes de sa maladie, S... fit connaître que sa femme se servait de casseroles de cuivre pour faire la cuisine, et que la veille, au soir, il avait mangé de la soupe froide qui avait été conservée dans un vase mal étamé. Le sieur S... succomba par suite de cet empoisonnement.   (*Journal de chimie médicale.*)

ACCIDENTS DÉTERMINÉS PAR LES HARICOTS VERTS CONTENANT UN SEL DE CUIVRE.

C'est en 1858 qu'on eut les premiers indices des accidents que pouvaient occasionner les haricots verts, haricots auxquels on conservait leur belle coloration à l'aide d'un sel de cuivre (1).

_____

(1) On sait que J.-P. Barruel, que Georges Trevet ont fait connaître des indispositions légères, il est vrai, causées par l'usage des cornichons verdis, soit par l'usage de bassines de cuivre non nettoyées, soit par l'emploi de pièces de cuivre, soit enfin par l'addition de sulfate de cuivre au vinaigre. L'administration, avertie de cette manipulation, l'a interdite par une ordonnance du 15 juin 1862 et 20 mars 1867. Des condamnations ont eu lieu par suite de l'inobservation de cette ordonnance. L'administration est sans cesse obligée de veiller à la santé publique. En effet, des fruits à l'eau-de-vie ont été verdis par le cuivre. Le procédé d'additionner la pâte destinée à la fabrication du pain de sulfate de cuivre, procédé employé

Premier fait. — Un épicier de la rue Hauteville, ayant reçu les membres de sa famille, voulut leur faire fête en servant à table des haricots verts conservés; mais, ce repas à peine terminé, ils furent pris de coliques. Des secours ayant été donnés immédiatement, ces accidents n'eurent pas de suite.

Une boîte de ces haricots nous ayant été remise, nous reconnûmes, par l'analyse, que 100 grammes de ces haricots contenaient 0.011 de cuivre métallique, qui avait dû être employé à l'état de sel soluble.

Deuxième fait. — Une personne de notre famille avait été invitée dans la maison D... Au dîner, on servit des haricots flageolets ayant un beau reflet verdâtre, comme les ont ces haricots dans la saison. Mme C... mangea avec grand plaisir de ces haricots; mais, le soir, elle fut prise de coliques qui heureusement n'eurent pas de suites graves. On ne s'expliqua plus tard la cause de ces accidents que parce que, s'étant de nouveau trouvé dans la même maison, on servit encore des haricots conservés, les accidents observés se présentèrent dans la soirée et avec plus de gravité. Les soupçons s'étant portés sur les haricots, on en fit acheter une boîte chez l'épicier où on se les était procurés (maison honorablement connue). L'examen démontra qu'ils devaient leur belle couleur verte à un sel de cuivre.

Ces faits de coloration des légumes conservés, qui d'abord étaient rares, prirent un grand développement, et les haricots verts, les petits pois, les haricots flageolets, les cornichons, certains fruits confits furent soumis à l'action des sels de cuivre dans le but, soit de leur conserver leur couleur primitive, soit de leur donner une couleur verte plus intense. La méthode, qui, dit-on, fut d'abord mise en pratique à Paris, se répandit en province et des recherches durent être faites sur des conserves venues du Mans, de Nantes, de Bordeaux, de Condereau, de Chautenay, de Condekeroe, de Granville, de Lorient, de Marseille, de Meaux, de Neuville (Sarthe), de Rennes, etc.

L'administration, prévenue de ces faits, chargea le Conseil de salubrité d'examiner la question et de rechercher quels seraient les dangers qui pourraient être la conséquence de l'introduction d'un sel de cuivre dans les produits alimentaires. Une commission com-

---

pour la première fois en Belgique, à Courtray, a été le sujet de recherches et de sévères prescriptions qui ont fait cesser le danger.

posée de MM. Beaude, Bussy, Chevallier, Lasnier, Payen et Tré-
buchet fut nommée.

M. Payen, rapporteur de la commission, exprimait les résultats
de l'étude qui avait été faite de cette importante question, et les
prescriptions qui devaient être imposées.

Ces produits, dit le rapporteur, et plus particulièrement encore
les cornichons, doivent une partie de leur coloration verte à des
composés cuivriques dont l'action vénéneuse ne saurait être mise en
doute. Ces dangers ont dû s'accroître depuis qu'en vue d'obtenir la
nuance verte plus intense qui plait aux acheteurs, les fabricants ne
se contentent pas d'effectuer la préparation de ces susbstances alimentaires dans des vases de cuivre plus ou moins attaqués par le
vinaigre, et ajoutent au liquide du sulfate de cuivre dans la proportion de 20 grammes de ce sel pour 30 litres de liquide (1).

On a fait observer, dans l'intérêt de cette industrie, que les produits en question, exempts de cuivre, se vendraient moins facile-
ment, parce que leur nuance serait moins belle; mais, d'un autre
côté, il semble évident que, si les consommateurs savaient toute la
vérité, si le choix leur était laissé entre des produits verdis par un
composé vénéneux et des produits doués d'une considération moins
grande, mais affranchis de cette cause d'insalubrité plus ou moins
grave, ils donneraient la préférence à ces derniers.

Quoi qu'il en soit, le Conseil, qui n'a jamais été d'avis d'autoriser
l'introduction des composés métalliques vénéneux ou simplement
insalubres dans les préparations alimentaires, pas même dans leurs
enveloppes, ne saurait dans cette occurrence se départir de sa pru-
dence ordinaire, ni admettre à cet égard une tolérance quelconque
dont il serait généralement impossible de fixer en toute sécurité
les limites; il serait certainement encore plus impossible de fixer les
doses.

Par ces motifs et persévérant dans sa jurisprudence, le Conseil de
salubrité a émis l'avis qu'il y aurait danger à autoriser l'introduction de quantités quelconques de sel de cuivre ou d'autres com-

_____

(1) Nous avons vu entre les mains d'un fabricant qui fournissait
des personnes de la plus haute dictinction, des formules pour l'emploi du sulfate de cuivre dans la préparation du liquide conserva-
teur.

posés toxiques dans la préparation des fruits ou légumes verts (1);

Qu'en conséquence, il y avait lieu d'interdire l'emploi des bassines de cuivre pour faire chauffer ou pour contenir des liquides acides destinés à ces préparations.

Qu'à plus forte raison on doit interdire l'addition du sulfate de cuivre et de toute autre combinaison d'oxydes toxiques dans ces sortes de préparations alimentaires;

Qu'enfin les fabricants doivent se servir uniquement de vases inattaquables, tels, par exemple, que les bassines doublées d'argent, les terrines ou capsules en grès fréquemment employées chez les fabricants de produits chimiques, ou de tous autres vases qui n'offriraient pas plus d'inconvénient (2).

Les propositions faites par le Conseil furent approuvées par M. le préfet de police, qui rendit l'ordonnance suivante à ce sujet :

PRÉFECTURE DE POLICE.

Ordonnance concernant l'emploi des vases et des sels de cuivre dans la préparation des conserves de fruits et de légumes destinés à l'alimentation.

Paris, le 1ᵉʳ février 1861.

Nous, Préfet de police,

Considérant que l'emploi des vases de cuivre et l'addition de sels cuivreux dans la préparation des conserves de fruits ou de légumes présentent des dangers pour la santé publique;

Considérant d'ailleurs que la mesure d'interdiction dont il s'agit, nécessaire pour protéger la santé des consommateurs, ne saurait être préjudiciable à la fabrication, puisqu'il existe des moyens de colorer en vert les fruits et les légumes sans employer les agents toxiques;

Vu : 1° la loi des 16-24 août 1790 et celle du 22 juillet 1791;

2° L'arrêté des consuls du 12 messidor an VIII, 3 brumaire an IX, et la loi du 10 juin 1853;

3° Les articles 319, 320, 415 § 14, 475 § 15, et 477 du Code pénal;

---

(1) Nous avons constaté la présence du cuivre dans les fruits confits qui ont une couleur verte intense. Nous faisons des recherches à cet égard.

(2) Les vases en tôle de fer controxydé de M. Paris (de Bercy).

4° La loi du 18 juillet 1837;

5° La loi du 27 mars 1851;

6° L'ordonnance de police du 28 février 1853, concernant les substances alimentaires, les ustensiles et vases de cuivre;

Ordonnons ce qui suit :

ART. 1er. — Il est interdit aux fabricants d'employer des vases et des sels de cuivre dans la préparation des conserves de fruits et de légumes destinés à l'alimentation.

ART. II. — Les contrevenants seront poursuivis devant le tribunal compétent pour être punis conformément à la loi.

ART. III. — La présente ordonnance sera imprimée et affichée.

Les sous-préfets des arrondissements de Sceaux et de Saint-Denis, les maires et les commissaires de police des communes rurales du ressort de notre préfecture, le chef de la police municipale, les commissaires de police de Paris, les officiers de paix, l'inspecteur général des halles et marchés et autres préposés de la préfecture de police sont chargés, chacun en ce qui le concerne, de tenir la main à son exécution.

Le préfet de police,
BOITELLE.

Par le préfet de police :

Le secrétaire général,
G. JARRY.

La publication de cette ordonnance, la surveillance qui en fut la suite, eut les plus heureux résultats sous le rapport de la santé publique. En effet, un grand nombre de visites furent faites; les produits saisis furent examinés par les membres du Conseil, des rapports furent faits. Par suite de la lecture de ces rapports, il fut constaté : 1° qu'il n'y avait pas lieu de maintenir la saisie sur des produits qui ne contenaient pas de sels toxiques; 2° que la saisie sur d'autres produits devait être maintenue et qu'il y avait lieu de déférer les délinquants aux tribunaux.

Le Conseil, dans l'examen auquel il a dû se livrer plus tard, a dû se féliciter de voir qu'il avait été compris et entendu. En effet, la plupart des analyses auxquelles il s'est livré depuis, ont démontré que l'ordonnance du 1er février était généralement exécutée aussi bien en province qu'à Paris.

EMPOISONNEMENT PAR DES ALIMENTS PRÉPARÉS DANS UN VASE DE CUIVRE
EN MAUVAIS ÉTAT.

En 1859, un accident grave occasionné par le peu de soin avec lequel sont tenus les ustensiles dans les campagnes consterna les habitants de la commune du Gard, canton de Saint-Sever (Calvados). Voici les faits :

Dans la soirée du 29 décembre, une famille composée du père, de la mère et de quatre enfants fut prise après son repas, qui était composé de bouillie, de coliques incessantes et de vomissements.

Le médecin de la commune fut appelé, mais lorsqu'il arriva deux petites filles jumelles âgées de quatre ans avaient succombé ; le médecin se fit représenter le vase qui avait servi à préparer la nourriture ; ce vase était en cuivre et sa partie inférieure était recouverte d'une épaisse couche de vert-de-gris ; il administra aussitôt des remèdes énergiques afin de conjurer le danger à deux autres enfants jumeaux âgés de quatorze mois, qui furent sauvés. Malgré des soins intelligents, la vie du père de famille inspirait encore de vives inquiétudes.

EMPOISONNEMENT PAR UNE SALADE DE BETTERAVES QUI AVAIT SÉJOURNÉ
DANS UN VASE DE CUIVRE.

On nous signalait de Nuremberg (Bavière) le fait suivant : Les funérailles du libraire Korn, mort empoisonné, viennent d'avoir lieu. Voici quelle est la cause du décès de cet honorable industriel :

Il y a peu de jours, M. Korn et plusieurs membres de sa famille avaient mangé d'une salade de betteraves préparée la veille et conservée dans un vase de cuivre mal étamé.

Le même jour, par suite de l'usage de cet aliment, dix personnes furent malades, mais des soins énergiques administrés immédiatement purent conjurer le danger, et leur rétablissement fut assez prompt.

M. Korn seul succomba aux suites de cet empoisonnement. Une enquête faite par les soins de l'autorité permit de reconnaître que cette salade contenait un produit cuivrique.

EMPOISONNEMENT PAR UN TISSU COLORÉ PAR UNE PRÉPARATION
DE CUIVRE.

En 1865, les époux D..., demeurant rue Saint-Denis, s'étaient absentés de leur domicile, laissant dans le berceau leur petite fille, âgée de dix-huit mois, paisiblement endormie.

A leur retour, qui eut lieu une heure et demie après leur sortie, ils trouvèrent cette enfant dans un état alarmant ; elle était en proie à des convulsions et à des vomissements répétés.

Un docteur, appelé sur-le-champ, reconnut les symptômes d'un empoisonnement par le cuivre : les lèvres de l'enfant étaient empreintes d'une substance verdâtre ; ce praticien constata que l'enfant, qui souffrait de la dentition, avait *mâchonné* de la lustrine verte recouvrant un édredon ; il attribua ces accidents au cuivre qui avait servi à teindre l'étoffe.

EMPOISONNEMENT PAR DES ALIMENTS PRÉPARÉS ET REFROIDIS DANS UN VASE EN CUIVRE.

En octobre 1866, à Saint-Jean-du-Gard, toute une famille fut empoisonnée par le vert-de-gris.

Voici les faits : après avoir mangé un ragoût préparé dans une casserole en cuivre, ragoût qui y avait séjourné et refroidi, Mme veuve Rossignol et ses deux filles ont succombé à d'atroces souffrances. Cette dame et sa fille aînée ont expiré le même jour de l'ingestion de la substance vénéneuse ; la seconde, ainsi qu'une domestique qui avait mangé des mêmes aliments, n'ont succombé que le lendemain.

Cet événement démontre une fois de plus le danger de se servir sans précautions d'ustensiles en cuivre en mauvais état d'étamage.

Dans la même année, on a signalé l'empoisonnement de la femme Reigner, marchande de chiffons à Gentilly ; mais le ragoût qui détermina l'empoisonnement d'une dame Philiberte et les accidents observés sur les sieur et dame Reigner ne peuvent être positivement attribués au cuivre ; ce ragoût était un ragoût aux champignons. Est-ce au cuivre, était-ce aux champignons qu'il fallait attribuer les accidents observés ?

Déjà cette année, des accidents des plus graves ont été constatés en Belgique et attribués au cuivre. Ainsi on cite : 1° l'empoisonnement de trente personnes par suite de la cuisson et du refroidissement dans une marmite en cuivre rouge ; 2° l'empoisonnement d'un grand nombre de soldats dont les aliments avaient été préparés dans des vases de cuivre d'une propreté plus que douteuse.

Tous les faits que nous venons de rapporter, faits qui sont parvenus à notre connaissance, démontrent bien positivement que l'emploi de vases de cuivre présente du danger, et qu'il y a tout au moins imprudence à chercher à démontrer que *le cuivre et les sels de cuivre ne sont pas toxiques, et que les ustensiles de cuivre ne sont pas dangereux.*

Il est cependant à craindre que notre voix ne soit point entendue et que ces vases soient encore pendant longtemps employés à préparer des aliments, et soient des causes de danger ; on sait que le danger peut être en partie prévenu par l'étamage ; mais l'étamage des vases culinaires, qui est ordonné à Paris aux personnes qui s'occupent de la préparation des aliments, ne l'est pas, à notre connaissance, dans tous les départements ; du moins, nous n'avons rien trouvé sur ce sujet, qui a, selon nous, une grande importance.

Non-seulement nous voudrions que l'étamage fût prescrit, mais encore, s'il n'était prescrit, qu'il fût du moins conseillé, par mesure de salubrité,-à toutes les personnes qui font usage de vases de cuivre pour la préparation des aliments. Les maires, dans les communes, pourraient rendre de grands services en faisant de temps en temps des recommandations à leurs administrés sur la nécessité de l'étamage sous le rapport de la santé publique.

Les dangers qui sont dus au cuivre ont donné lieu à des recherches, à des applications relatives aux vases qui pourraient être substitués aux vases de cuivre.

Si l'on remonte à ce qui a été fait à ce sujet, on voit : 1° qu'en Suède le cuivre a été, par le Conseil de santé, proscrit des cuisines, et que défense a été faite de l'employer pour confectionner des ustensiles ou des vases destinés à contenir ou à préparer des aliments, et cependant ce métal est une des principales richesses de ce pays ; 2° que M. Lenoir, qui était lieutenant de police en 1774, a fait disparaître l'usage des vases de cuivre dans la vente du lait, et a forcé les vendeurs à substituer à ces vases des vases en bois ou en fer-blanc ; 3° que divers fabricants ont eu l'idée de substituer aux vases en cuivre des vases en fer battu; 4° qu'en 1769, une fabrique pour ces objets fut établie rue Basfroy, mais on reprochait aux vases fabriqués dans cet établissement de donner une couleur, une odeur et une saveur désagréables. Cette fabrication n'eut pas de succès ; cependant il en résulta un progrès pour la salubrité ; en effet, dans beaucoup de nos cuisines on trouve aujourd'hui des vases en fonte, en fer battu étamés, dont on fait bon usage ; 5° qu'un grand nombre d'industriels se sont occupés de la question. Ainsi, en 1790, il y avait rue Beaubourg une fabrique d'ustensiles de cuisine en cuivre argenté ; plus tard, il fut question de recouvrir le fer avec de l'argent. On vendait des couverts en fer recouverts d'argent au prix de 4 francs.

Selon nous, la question de salubrité et d'économie n'est pas encore résolue, nous sommes en train d'étudier ce qui, à l'Exposition, pourrait rentrer dans le sujet que nous venons de traiter.

(Extrait du JOURNAL DE CHIMIE MÉDICALE, DE PHARMACIE ET DE TOXICOLOGIE, octobre 1867.)

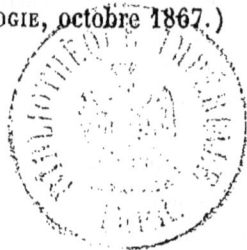

8057   PARIS. — TYPOGRAPHIE DE RENOU ET MAULDE, RUE DE RIVOLI, N° 144.

291

www.ingramcontent.com/pod-product-compliance
Lightning Source LLC
Chambersburg PA
CBHW060456210326
41520CB00015B/3977